PH del corpo e IL INFIAMMAZIONE EQUAZIONE.

MALATTIE CRONICHE' MIGLIORE approccio naturale per aiutare e prevenire.

Scritto da: SHEILA BER – consulente naturopatica.

INTRODUZIONE:

Io sono un tecnologo Microbiological chimico, che è attualmente lavorando come consulente naturopata.

Sto scrivendo questo libro di fornire una consulenza per aiutare e impedire, diverse malattie croniche, che ho sperimentato io stesso.

Io sono un sopravvissuto di cancro al seno e malattia di Crohn. Gran parte dei consigli forniti in questo libro, è dal mio micro-esperienza di sfondo chimico biologico e anche da un mio personale.

Dedico il libro ai miei figli: Bernard e Filippo

.

Il libro è dedicato anche a tutti coloro che cercano aiuto, per loro inutile dolore e la sofferenza.

INDICE:

Che cosa è il pH?

pH è l'acronimo di "potenziale di idrogeno", o l'acido alcalina rapporto esistente in tutta la materia e il nostro corpo 7.365 misura del pH è il punto di riferimento per misurare la nostra salute.

Il nostro valore di pH normale intervallo può essere paragonato a del nostro corpo temperatura; ognuno di noi ha un valore di intervallo normale di 98,6 gradi. Quando la temperatura corporea aumenta o diminuisce sperimentiamo in genere i sintomi e ancora più importante, anche sapere che c'è una ragione di fondo, quando la nostra temperatura non è normale.

misure di scala del pH acido alcalina: 0-14.

Il nostro pH corpo dovrebbe essere 7.365, che è considerato neutro.

7.365 di essere neutrale, se il pH è 6.365 - tu sei la più acida normale intervallo 10 x.

7.365 di essere neutrale, se il pH è 5.365 - tu sei 100 x più acide di range di normalità.

Si può vedere come il fattore pH composti stessa. Ecco perché la gente si sentirà come se loro salute ha a spirale e quindi sono tenuta a prendere provvedimenti per normalizzare il loro equilibrio del pH.

ALKALIZE e SURVIVE!

BREAST CANCER prevenzione Suggerimenti E consigli da SHEILA BER (survivor) & naturopata consulente.

50% DI TUTTI I TUMORI POSSONO ESSERE PREVENUTE!

1) ALCALINIZZARE il tuo corpo , 2) Prendere ogni giorno vitamina D3 , 5.000-10.000 U.i. diviso in 2: sto & 9h00 modo semplice, più economico di Alcalinizzare: 1/2 cucchiaino di bicarbonato di sodio in acqua 1 tazza, ogni giorno.

Se vostra dieta consiste di carboidrati eccessivo (compresi gli zuccheri), e il vostro livello di stress è molto alta, prendere le medicine, si fuma, il pH del corpo sarebbe sicuramente molto siliceo.

Poi devi prendere il bicarbonato di sodio, 2 x al giorno, per garantire il vostro corpo non è acida, così che essa scoraggerebbe cancro da fiorente.

Nota: Le cellule TUMORALI amore di prosperare in un ambiente acido solo!

Si tratta di base chimica!

2) I probiotici take: 1-2 capsule al giorno.

3) Mangiare molta frutta e verdura. Meno grassi e carboidrati.

4) Prendete 1-2 cucchiaio lino olio e/o merluzzo olio di fegato di pesce tutti i giorni! Essi ridurre l'infiammazione e anche abbassare il rischio di cancro.

5) Non fumo, né mangiare alimenti affumicati. Stare lontano da carne salumi. Mangiare pesce, pollo e legumi che hanno proprietà di combattere il cancro.

6) Utilizzare dentifrici che sono fluoro e Paraben free. Fluoruro compete con lo iodio nel vostro corpo, provocando così la tiroide e lo squilibrio dei ormoni.

7) Utilizzare detergenti che sono privi di sostanze chimiche nocive volatili e verde.

8) Per sostituire i deodoranti: utilizzare una piccola miscela di acqua e <u>bicarbonato di sodio</u> e applicare sotto le armi, ecc.
Lo terrò odore fresco per diversi giorni. Può ripetere ogni giorno. Esso è a buon mercato, efficace e semplice.
Non lascia le macchie sui vostri vestiti.

9) Di astenersi dal bere alcol, se possibile. Alcol genera il livello di estrogeni, alimentando la crescita del cancro, (soprattutto ormonale cancro) se eccessiva.

10) Verificare periodicamente il livello della tiroide. La tiroide controlla tutte le funzioni corporee, compresi gli ormoni.

11) Tutte le bevande alcoliche contengono lievito. Crescita eccessiva di lievito è tossica e dannosa e può farti incline al cancro.

Quando mangiare o bere lieviti cibi, bevande, come ad esempio: PIZZA, pasta, vino, birra, consumare con moderazione e prendere immediatamente i probiotici, per sbarazzarsi del lievito eccessivo nel vostro corpo. I probiotici anche digerire e uccidere il lievito.

*Si prega di notare: una forte presenza di lievito/Candida può rappresentare un rischio elevato di sviluppare il cancro al seno.

12) Giornalmente controllare il livello di pH di urina. PH ottimale è: 6.5-7.5).

13) Fare un esame del sangue, una volta in 6 mesi e verificare il tuo livello ESR. Esso indica il tasso di infiammazione nel vostro corpo. Livello elevato di infiammazione può indurre la crescita del cancro. Controllare anche lo stato di <u>fegato</u> .

14) Verificare il tuo livello di <u>ormoni</u> . Se il livello di estrogeni è elevata, si sono poi considerato come estrogeno dominante e dunque, a un maggiore rischio di sviluppare ormonale associati cancro.

<u>Per bilanciare gli ormoni</u>, si raccomanda di usare la crema Bioidentical Progesterone 3% - 6%, una volta o 2 x quotidiano.

Semplicemente applicarlo sulla pelle, ogni giorno, alternando zone: <u>addome</u>, <u>anteriore al collo</u>, <u>all'interno della metà le armi</u>, <u>dentro e posteriore della coscia</u>.

Hai bisogno di una ricetta medica. Qualsiasi Dr. con un approccio alternativo sarà lieto di assistervi.

Bioidentical Progesterone è vantaggioso per: equilibrio della tiroide, salute delle ossa, salute del cuore, sistema nervoso e molto altro.

Per maggiori informazioni vai a:
<u>http://www.hystersisters.com/VB2/article 97232.htm</u> e
<u>http://www.hormone-healthy.com/Benefits of Natural Progesterone.htm</u>.

15) Verificare con un medico naturopata, se si dispone di parassiti, in particolare il TREMATODI, che causano il cancro! Il test è breve e semplice, e si è fatto attraverso <u>dispositivo computerizzato Electro dermale sensori</u>.

* Ho avuto il cancro al seno e scoperto attraverso questo test, che avevo trematodi che ha assunto, quasi il 70% del mio corpo, quando il cancro era già presente. Avevo conosciuto in precedenza, che li avevo, e ha ottenuto un trattamento adeguato, il cancro non sarebbe stato il risultato.

È possibile ottenere trematodi, mangiando verdure, impropriamente lavate anche pesce e carne poco cotta.

16) Mantenere lo stress di livello basso. Trovare il modo per affrontare in modo efficace, così che esso non lascerà l'impatto negativo, tossico sul vostro corpo, che può provocare il cancro, o in altre gravi malattie.

<u>Chimica del corpo</u> : Stress, dieta acide, farmaci, alcol, fumo di sigaretta, parassiti (compreso il lievito, fungo), tutto contribuisce a pH acido corpo.

È estremamente difficile rimanere leggermente alcalino a tutti i tempi, per la maggior parte delle persone, a meno che uno che entra in azione per invertire il pH acido Modo più semplice per invertire l'acidità è Alcalinizzare:

bere 1/2 cucchiaino di bicarbonato di sodio in acqua 1 tazza, con 1 compressa di potassio (per mantenere il tuoi elettroliti bilanciati). Farlo 2-3 al giorno.

Bicarbonato di sodio è innocuo, vi fornisce energia, aggiunta di ossigeno, migliore digestione, ha l'effetto di disintossicante e neutralizza l'acidità tuo corpo.
Se il vostro livello di acidità è molto troppo alto, è necessario ripetere quanto sopra i 2 - 3 volte al giorno, così che il tuo corpo sarà leggermente alcalino: pH 7.0-7.5.

** Per testare il vostro pH sanguigno, semplicemente controllare il pH nelle Urine, 2 x al giorno. Se avete il cancro, è necessario controllare almeno 3 x al giorno.
Cancro ulteriormente acidifica il corpo, liberando le tossine.

Un semplice test viene effettuato con un q-tip (rivestita di curcuma e ha la luce di colore giallo) e collocato sotto il flusso di urina.
Se il pH è acido, rimarrà giallo, e se è alcalina, il colore del q-tip apparirà a colori che vanno dall'arancio al colore rosso vino.

Arancio al vino rosso, sono i colori che si desidera raggiungere. Se vedete giallo sul vostro q-tip, immediatamente Alcalinizzare, prendendo il bicarbonato di sodio bevanda, come descritto in precedenza.

** Per preparare il vostro Q-Tips per il test, effettuare le seguenti operazioni semplici: In un piccolo contenitore, posto alcuni cucchiai di sfregamento alcol etilico (Pharmacy.). Mescolare in: 1/2 cucchiaino di curcuma in polvere. Mescolate bene. Immergere il 10-20 Q-Tips nella miscela. Lasciare asciugare su un pezzo di carta.

Tagliateli in 1/2, quindi si possono utilizzare entrambe le estremità per ulteriori test. Avrai un rifornimento di mesi per fare i test pH quotidiana.

17) Si deve prendere il vostro <u>quotidiani vitamine</u> e <u>minerali</u> che aiutano a combattere cancro, e quelli più importanti sono:

BETA CAROTENE - 20.000 U.I.

B-12- <u>Metile cobalamina</u> versione è meglio! Per l'ottima assorbimento, 1000-5000 mcg.

ACIDO folico - 5 mg.

COMPLESSO b compresi Multi minerali.

VITAMINA C - 2.000 mg.

<u>Minerali più importanti</u> : Zinco citrato -100 mg. Selenio -100-200 mcg, Potassio 99 mg, Calcio Citrate 1000mg - 1500 mg. al giorno, Magnesio citrato/malato 500 mg.

18) Si deve anche tener <u>enzimi pancreatici contenenti bile Ox.</u> Enzimi digeriscono il cibo, parassiti, le cellule tumorali, materia putrida lasciato nelle viscere. Essi consentono di scomposizione e mantenere pulito il corpo. Aiuta anche a ridurre l'infiammazione. Prendete uno con ogni pasto.

Si raccomanda inoltre di prendere 2 compresse prima di andare a letto durante la notte. Se avete il cancro, prendere tutte le sere, fino a 5 compresse di enzima come enzimi aiuto digerire le cellule tumorali.

Spero che troviate le suddette informazioni utile a voi.

BER SHEILA, 2012.

Dichiarazione di non responsabilità.

PROSTATA CANCRO PREVENZIONE SUGGERIMENTI E CONSIGLI.

50% DI TUTTI I TUMORI POSSONO ESSERE PREVENUTE!

1) ALCALINIZZARE il vostro corpo, 2) prendere ogni giorno vitamina D3, 5.000-10.000 u.i. diviso in 2: sto & 9h00 modo semplice, più economico di Alcalinizzare: 1/2 cucchiaino di bicarbonato di sodio in acqua 1 tazza, tutti i giorni. Insieme con il sodio, ti consiglia di prendere 1 capsula 99 di potassio mg, al fine di mantenere il tuoi elettroliti bilanciati.

Anche per aiutare a mantenere una pressione arteriosa normale.

Se vostra dieta consiste di carboidrati eccessivo (compresi gli zuccheri), e il vostro livello di stress è molto alta, prendere le medicine, si fuma, di conseguenza il pH del corpo sarebbe sicuramente altamente acida.

Modo più semplice per neutralizzarlo, è prendendo la base alkalizer, bicarbonato di sodio. Prendere 2 x al giorno, per garantire il vostro corpo è <u>non acida</u>, in modo che esso scoraggia cancro da fiorente e/o diffusione. <u>Nota</u>: le cellule TUMORALI amore di prosperare in un ambiente acido solo!

Si tratta di base chimica!

2) I probiotici take: 1-2 capsule al giorno.

3) Mangia un sacco di frutta e verdura. Meno grassi e carboidrati.

4) 1-2 Cucchiaio di olio di fegato di pesce di lino olio/Cod di prendere ogni giorno! Essi ridurre l'infiammazione, così anche abbassare il rischio di cancro.

5) Non fumo, né mangiare alimenti affumicati. Stare lontano da carne salumi. Mangiare pesce, pollo e legumi che hanno proprietà di combattere il cancro.

6) Utilizzare dentifrici che sono fluoro e Paraben free. Fluoruro compete con lo iodio nel vostro corpo, provocando così la tiroide e lo squilibrio dei ormoni.

7) Utilizzare detergenti che sono privi di sostanze chimiche nocive volatili e verde.

8) Per sostituire i deodoranti: utilizzare una piccola miscela di <u>bicarbonato di sodio</u> e acqua e si applicano sotto le armi, ecc.

Lo terrò odore fresco per diversi giorni. Può ripetere ogni giorno. Esso è a buon mercato, efficace e semplice.
Non lascia le macchie sui vostri vestiti.

9) Di astenersi dal bere alcol, se possibile. Alcol genera il livello di estrogeni, provocando e alimentando la crescita del cancro, (soprattutto ormonale cancro) se consumato eccessivamente.

10) Verificare periodicamente il livello della tiroide. La tiroide controlla tutte le funzioni corporee, compresi gli ormoni.

11) Tutte le bevande alcoliche contengono lievito. Crescita eccessiva di lievito è tossica e dannosa e può farti incline al cancro.
Quando mangiare o bere lieviti cibi, bevande, come ad esempio: PIZZA, pasta, vino, birra consumare con moderazione e prendere immediatamente <u>Probiotici e</u>

<u>prebiotici</u>, per sbarazzarsi del lievito eccessivo nel vostro corpo. I probiotici anche digerire e uccidere i lieviti.

* Si prega di notare: una forte presenza di lievito/Candida può rappresentare un rischio elevato di sviluppare il cancro al seno.

12) Giornalmente controllare il livello di pH di urina. PH ottimale è: 6.5-7.5).

13) Fare l'esame del sangue, una volta in 6 mesi e verificare il tuo livello ESR. Esso indica il tasso di infiammazione nel vostro corpo. Livello elevato di infiammazione può indurre la crescita del cancro. Controllare anche il <u>fegato</u> stato.

14) Verificare il tuo livello di <u>ormoni</u>. Se il livello di estrogeni è elevata, si sono poi considerato come estrogeno dominante e dunque, a un maggiore rischio di sviluppare ormonale associati cancro.

<u>Per bilanciare gli ormoni</u>, si raccomanda di usare la crema Bioidentical Progesterone 3% - 6%, una volta o 2 x quotidiano.

Si semplicemente applicarla sulla pelle, ogni giorno alternando zone: <u>addome</u>, <u>anteriore al collo</u>, <u>all'interno della metà le armi</u>, <u>dentro e posteriore della coscia.</u> Hai bisogno di una ricetta medica. Qualsiasi Dr. con un approccio alternativo sarà felice di assistere.

Bioidentical Progesterone è vantaggioso per: equilibrio della tiroide, salute delle ossa, salute del cuore, sistema nervoso e molto altro.

Per maggiori informazioni vai a: <u>http://www.hystersisters.com/VB2/article_97232.htm</u> e <u>http://www.Hormone-Healthy.com/Benefits_of_Natural_Progesterone.htm</u> .

15) Controlla con un medico naturopata, se si dispone di parassiti, in particolare le PASSERE, che causano il cancro! Il test è breve e semplice, e si è fatto attraverso <u>dispositivo computerizzato Electro dermale sensori.</u>

* Ho avuto il cancro al seno e scoperto attraverso questo test, che avevo trematodi che ha assunto, quasi il 70% del mio corpo, quando il cancro era già presente.

Avevo conosciuto in precedenza, che li avevo, e ha ottenuto un trattamento adeguato, il cancro non sarebbe stato il risultato.

È possibile ottenere trematodi, mangiando verdure, impropriamente lavate anche pesce e carne poco cotta.
* Si prega di notare: Cancro alla prostata è un cancro ormonale, e la sua cause sono per molti versi simile a tumori ormonale femminile.

16) Mantenere lo stress di livello basso. Trovare il modo per affrontare in modo efficace, così che esso non lascerà un impatto negativo, tossico sul vostro corpo, che può provocare il cancro, o in altre gravi malattie.

Chimica del corpo : Stress, dieta acide, farmaci, alcol, fumo di sigaretta, parassiti (compreso il lievito, fungo), tutto contribuisce a pH acido corpo. È estremamente difficile rimanere leggermente alcalino a tutti i tempi, per la maggior parte delle persone, a meno che uno che entra in azione per invertire il pH acido corpo. Modo più semplice per alcalinizzare è: 1/2 cucchiaino di bere **bicarbonato di sodio** *in acqua 1 tazza, con 1* **potassio** *compressa (per mantenere il tuoi elettroliti bilanciati). Farlo un giorno 2-3.*

Bicarbonato di sodio è innocuo, vi fornisce energia, aggiunta di ossigeno, migliore digestione, ha l'effetto di disintossicante e neutralizza l'acidità tuo corpo.
Se il vostro livello di acidità è molto troppo alto, è necessario ripetere quanto sopra i 2 - 3 volte al giorno, così che il tuo corpo sarà leggermente alcalino: pH 7.0-7.5.

** Per testare il vostro pH sanguigno, semplicemente controllare il pH nelle Urine, 2 x al giorno. Se avete il cancro, è necessario controllare almeno 3 x al giorno. Cancro ulteriormente acidifica il corpo, liberando le tossine.

Un semplice test viene effettuato con un q-tip (rivestita di curcuma e ha la luce di colore giallo) e collocato sotto il flusso di urina. Se il pH è acido, rimarrà giallo, e se è alcalina, il colore del q-tip apparirà a colori che vanno dall'arancio al colore rosso vino.

Arancio al vino rosso, sono i colori che si desidera avere. Se vedete giallo sul vostro q-tip, immediatamente Alcalinizzare, prendendo il bicarbonato di sodio bevanda, come descritto in precedenza.

** Per preparare il vostro Q-Tips per il test, effettuare le seguenti operazioni semplici: In un piccolo contenitore, posto alcuni cucchiai di sfregamento alcol etilico (S.D.M.). Mescolare in: 1/2 cucchiaino di curcuma in polvere.

Mescolate bene. Immergere il 10-20 Q-Tips nella miscela. Lasciare asciugare su un pezzo di carta. Tagliateli in 1/2, quindi si possono utilizzare entrambe le estremità per ulteriori test. Avrai un rifornimento di mesi per fare i test pH quotidiana.

17) Si deve prendere il vostro <u>quotidiani vitamine</u> e minerali che aiutano a combattere cancro, e quelli più importanti sono:

BETA CAROTENE - 20.000 U.I.

B-12 - versione <u>metilcobalamina</u> è meglio! Per l'ottima assorbimento, 1000-5000 mcg.

ACIDO folico - 5 mg.

Complesso b compresi Multi minerali.

VITAMINA C - 2.000 mg.

__Più importanti minerali:__ Zinco citrato -100 mg. Selenio -100-200 mcg, Potassio 99 mg, Calcio Citrate 1000mg - 1500 mg. al giorno, Magnesio citrato/malato 500 mg.

18) Si deve anche tener __enzimi pancreatici contenenti bile Ox.__ Enzimi digeriscono il cibo, parassiti, le cellule tumorali, materia putrida lasciato nelle viscere. Essi consentono di scomposizione e mantenere pulito il corpo. Aiuta anche a ridurre l'infiammazione. Prendete uno con ogni pasto.

Si raccomanda inoltre di prendere 2 compresse prima di andare a letto durante la notte. Se avete il cancro, prendere tutte le sere, fino a 5 compresse di enzima come enzimi aiuto digerire le cellule tumorali.

BER SHEILA, 2012.

Dichiarazione di non responsabilità.

MORBO di CROHN aiutare e le migliori consigli-il mio regime di successo personale.

IL MIO CONSIGLIO MIGLIORE PER VOI:

Vitamina D3 il deficit è un importante fattore di Crohn. Prendo u.i. di 8.000-10.000 al giorno, diviso per due, 2 x sehari.

Prova come me prendendo il dosaggio di cui sopra, ma sempre con un cucchiaio di olio di lino o di pesce, per ottimizzare l'assorbimento. Vitamina d si darà energia, ridurre l'infiammazione, equilibrio tuo
Tiroide e altri ormoni, proteggono contro lo sviluppo cancro, mantenere la buona saluto del sistema nervoso, aiutare a dormire meglio e molto altro ancora.

Eliminare gli zuccheri e sostituire con miele in tutto!

Miele è composto da mono-saccaridi e digeribile da afflitti viscere di Crohn, quindi meno crescita batterica che provoca l'infiammazione. Prova a prendere anche 1/2 cucchiaino di miele di MANUKA, a stomaco vuoto 1 ora prima dei pasti.

*Guarisce qualsiasi ferita dentro e fuori il corpo!!! *<u>Se siete allergici al fruttosio, non mangiare miele!</u> Prova Stevia.*

** Si prega di notare: se miele non è adeguatamente immagazzinati, o viene fornito in un imballaggio inadeguato, è vulnerabile a contaminazione batterica. Esso può essere conservato a temperatura ambiente, sempre con il coperchio chiuso correttamente.*

Esso aiuta contro qualsiasi dolore addominale! Provato quando ho avuto dolore dall'attacco di Crohn, il dolore era sparito. Il costo è di circa $12 un per piccolo barattolo ed è dura per un tempo abbastanza lungo.

ZUCCHERO-IN QUALSIASI FORMA, È ESTREMAMENTE DANNOSO PER INFIAMMATE VISCERE DI CHI SOFFRE DI CROHN.

Cercate di evitare di fumare e caffè, solo una volta al giorno o ogni altro giorno! Invece di caffè, per essere alert e sveglio, mettere un trattino o due di pepe di Caienna in 1/2 tazza di acqua calda, o in qualsiasi piatti, zuppe, insalate. Esso fa miracoli! Esso inoltre toglie dolore!!!

Prendendo tutti i giorni: 2 cucchiai di aceto di sidro di APPLE in 1 tazza di calda acqua, aiuta a tremendamente! Assolutamente!

Anche io prendere aspirina bambino patinata 1.81 mg ogni giorno, o ogni altro giorno. Essa mantiene infiammazione, e il sangue sottile, a causa di alta Eritrociti velocità di sedimentazione connesso con malattia di Crohn.

Essa impedisce colpi potenziali in adulti più anziani, a causa di count associato piastrine alta e alta Eritrociti velocità di sedimentazione!

Non te ne pentirai attuare i suggerimenti di cui sopra, come si ottengono da sofferente di una Crohn come te, che è maturo in anni, e con esperienza, e che ha provato di tutto. Ho fornito in questo libro, molti suggerimenti utili per situazioni di emergenza. Se provate, non saprete mai...

Verificare con il G.P. la tua tiroide, emoglobina livello e pure. Potrebbe essere necessario pillole di ferro (meglio dall'origine vegetale). www.vitacost.com li vende a buon mercato - Item # CTL4026594. Prendere 3 al giorno con vitamina C - 500-1000 mg, per 3 mesi.

Quando nel dolore intenso, per un sollievo immediato, anche prendere 1 cucchiaio argento colloidale, ma Brothers in bocca per pochi secondi, poi inghiottire. In 5-7 minuti, il dolore scompare.
Inoltre richiedere: terapia enzimatica complesso di ROBERT (circa $ 20.- in Canada), che è estremamente utile per evitare un attacco.

Prendere 3 x al giorno, per diversi giorni soltanto, a stomaco vuoto fino a quando si sente meglio.

Il dolore di Crohn, qualsiasi dolore addominale, può essere alleviato efficacemente anche, con erbe intruglio bollito (5 min.): salvia, menta, anice. Bevanda calda, diverse volte al giorno. Esso è molto guarigione e disintossicante. Non dimenticate il miele di MANUKA anche per il dolore!

Non : *mangiare cibi fritti!*

Non bere latte crudo! *è necessario ridurre al minimo il latte. Si possono bere 2-3 tazze a settimana, ma* _deve bollire prima_*!!! Perché latte ha un batterio specifico che aggrava gravemente di Crohn, ma se voi bollire, non si dovrebbe avere alcun problema.*

Non bere alcolici, come tutte le bevande alcoliche contengono lievito. Crescita eccessiva di lievito è tossica e dannosa e può causare infiammazione.

7a) quando si mangia o bere _lieviti cibi, bevande,_ *come ad esempio: PIZZA, pasta, vino, birra, consumare con moderazione e prendere immediatamente i probiotici, sbarazzarsi del lievito nel vostro corpo, prima che faccia uscire di controllo. I probiotici anche digerire e uccidere il lievito.*

Mangiare : *2-3 x una settimana salmone di pesce e anche di pollo. Si tratta di guarigione per le viscere e anti-infiammatori. Essi sono benefiche per il cuore, il cervello e per la depressione pure.*

Ciak: Cod olio di fegato: 2-3 cucchiai al giorno. Esso è anti infiammatorie e mantiene i vasi sanguigni in buona forma. Aiuta anche a scongiurare la depressione.

Mangiare il riso al giorno se è possibile, fino ad arrivare meglio. Quando ti senti meglio, è possibile aumentare le patate e assunzione di pane (grano intero o 7 grani).

Il riso è il solo complesso carb che davvero meglio concorda con Crohn. Si può cucinare in molti modi.

Si può anche aggiungere uvetta, argentato mandorle tritate, aggiungere 3 cucchiai di miele, 2 cucchiai di olio di semi d'uva (miglior olio) e 1/2 cucchiaino di burro, noce moscata, qualche buccia di limone grattugiata, cannella (3/1 cucchiaino), 1/2 tazza di latte o latte condensato (in una lattina).

Portare a bollore e cuocere a fuoco lento per circa 15 minuti. Mangiare freddo o caldo.

La cosa peggiore che si può fare è quello di dispiace per te. So che Crohn possono causare depressione. Ma devi restare forti, positivo e pieno di speranza! Deve andare avanti con la vita.

Si devono essere flessibili, quando si tratta di cibo e rinunciare gli elementi che causare problemi (infiammazione).

* Se si commette un errore e si mangia qualcosa che non dovrebbe, o se lo stress si provoca un attacco, nonostante tutti gli sforzi, non arrendetevi! Mantenere combatterla e fare tutti i suggerimenti dati a voi in questo libro.

Ci vuole tempo per guarire, e lentamente guarirà, prometto! Tuttavia, è necessario apportare alcune modifiche, devi solo o si potrebbe soffrire grande tempo. Devi solo visualizzare il vostro intestino, e ciò che si mette in loro!

Sempre prendere miele per sostituire lo zucchero e miele di MANUKA(New Zealand) per il dolore. Prendete anche probiotici ("Primal Defense" è migliore!) a livello di tenerla microbica e infiammazione giù.

Se siete allergici al fruttosio, non mangiare miele! Ricorda: che l'intestino può guarire in qualsiasi momento, ma lentamente e sicuramente.

Tuttavia, è necessario controllare ciò che mangia e quanto. Basta provare a guardare dentro di te. Mantenere la calma, cercare di non preoccuparsi.

Se ti senti depresso, si deve prendere il complesso B 2 - 3 volte al giorno e L-Teanina (amminoacido) 1-2 al giorno.

Bere il caffè: una volta al giorno abbastanza! Anche diluito (eleva il vostro livello di serotonina, rendendo il contenuto di sentimento). Prendere 2 cucchiaio di merluzzo olio di fegato al giorno, come combatte la depressione e l'infiammazione!

Cibo cinese può essere grassa. Se si tratta di vegies e riso, che non sono grassa, va bene. Salsa di soia aggrava di Crohn, quindi stare lontano da esso. Orange è anche molto aggravanti. Invece di limone nel cibo, utilizzare calce, come è meglio per le viscere di Crohn.

Pollo Teriyaki dispone di salsa di soia e può aggravare. Bistecca è buono, patate trovo OK, aggiungere l'olio d'oliva su di loro, alcuni prezzemolo, succo di limone e sale, è tutto guarigione e degustazione eccellente.

Uova, che trovo che se mangiare 3 volte a settimana e poi i 3 giorni di riposo, in alternativa, il corpo non si sviluppa l'intolleranza (allergia) per le uova. Ma poi è individuale. Bianco farina in qualsiasi forma (pane, torte, biscotti, ecc.) non è buono per Crohn. Mangio pane integrale o 7 grani,

ma tenere al minimo, come la farina si converte in zuccheri (polisaccaridi, disaccaridi) e vostre viscere avrà difficoltà a digerire loro.

Carburatori complessi come il riso (Basmti è migliore!). Patate, 3 una volta a settimana va bene.
Panino con casa carne cotta è OK, ma sicuramente <u>non affettati!</u>

Affettati provocherà un attacco immediato e infiammazione più di conseguenza. Le viscere possono reagire negativamente, compresa la formazione di un blocco.

<u>Non mangio</u> : Mele, arance, pizza (per ora).

<u>Si può mangiare</u> : Banane (molto buono! anche 2-3 x al giorno), broccoli è molto buono, ma devono essere lavati e bollito per 3-5 minuti, per renderlo più facile viscere a digerire. Le carote sono molto buone, ma ora, fino a ottenere una migliore vostre viscere, si devono cuocere le carote per circa 10 minuti, per una più facile digestione. Pomodori sono molto buoni, ma possono irritare le vostre viscere sensibili. Si possono mangiare pomodori freschi con spolverate di olio d'oliva in cima, e ha un sapore yummi.

Fette di pizza 1-2 sono OK, ma a causa del <u>lievito</u> nella crosta terrestre, si devono prendere 2 capsule di probiotici subito, da digerire e uccidere il lievito. In caso contrario, potrebbe dare dolore e gonfiore.

Frittelle sono Ok, se si mangia 2-3, solo con miele, no altri sciroppi, <u>o addirittura sciroppo d'acero</u>, a causa del tenore di zucchero (disaccaridi) in loro, che può danneggiare le vostre viscere.

Buona Fortuna!

BER SHEILA, 2012.

DICHIARAZIONE DI NON RESPONSABILITÀ.

ARTRITE aiuto e Consiglio migliore prevenzione.

IL MIO CONSIGLIO MIGLIORE PER VOI:

Il basic le cause che contribuiscono all'artrite sono come segue:

1) Alta attività microbica che si traduce in infiammazione. Prendere i probiotici ! Essi hanno molti benefici per la salute e aiutano a combattere ed eliminare i microbi, che causare infiammazione.

2) Azione meccanica delle articolazioni e l'erosione della cartilagine.
Cartilagine agisce come isolamento tra le ossa.

Cause meccaniche variare e includono l'usura: uso costante, corso oppure l'uso errato delle articolazioni, aumentando il rischio di danni a loro.

Ladies: <u>Riduci a icona indossando tacchi.</u> Tutti: indossare zappe confortevole che vi forniscono un supporto adeguato.

Controlla anche il corpo equilibrio. Effetti della squilibrata corpo il modo di camminare e quindi anche gli effetti del meccanica funzione delle ginocchia. Se ritieni che la mancanza di equilibrio, vedere un chiropratico o un fisioterapista. Potrebbe essere necessario regolare la schiena e la postura periodicamente.

*<u>*Esercizio</u>: facendo esercizi giornalieri, all'interno della vostra confortevole limiti, con una piccola sfida o di resistenza, ti aiuterà a costruire la resistenza, equilibrio e la mobilità. Si prega di vedere clausola # 10 qui sotto, per ulteriori informazioni.*

3) <u>**Pressione**</u> -*Esercitando una pressione del peso pesante, sulle articolazioni, in particolare sulle ginocchia, può contribuire a ulteriori danni e l'erosione della cartilagine, i tendini e le ossa.*

Non trasportare pesi pesanti. Gestire il peso che si sente è luce e che non eserciterà pressione sulle ginocchia.
Le ginocchia portano grande parte del vostro peso corporeo. Se si sono in sovrappeso, che potranno beneficiare notevolmente di perdere peso che si sente a suo agio a voi e che anche sarà vantaggio le ginocchia e altre articolazioni.

4) <u>**Temperatura**</u> - <u>*Mantenere le articolazioni calde,*</u> *soprattutto il ginocchia durante la stagione fredde e fredde.* <u>*Le ginocchia sono molto sensibili al freddo.*</u> <u>*Temperatura fredda aggrava e irrigidisce*</u> <u>*loro, così come tutte le altre articolazioni, con conseguente infiammazione e il dolore, soprattutto se si è già affetti da alcuni grado di artrite.*</u>

<u>**Soluzione**</u> : *Indossare scaldamuscoli, tirate sopra le ginocchia, giorno e notte, in modo che siano tenuti costantemente caldi!*

È possibile ottenere scaldamuscoli acrilici al massimo Dollarama stores, ad un prezzo molto basso.

<u>Nota:</u> Mantenendo le ginocchia caldo, quando la temperatura del tuo circostante è inferiore ai 15° C, rende un mondo di una differenza, come le ginocchia sentire!

5) <u>Umidità</u> -Alta umidità livello nell'aria e inferiore pressione barometrica rappresentano un ambiente sfavorevole per Chi soffre di artritici.

* Prendersi cura delle vostre articolazioni, soprattutto le ginocchia, applicando una barriera sull'area delle articolazioni.

<u>Soluzione</u> : Una barriera adatta può essere qualsiasi ordinaria, sano olio da cucina, come semi d'uva, mandorle, senape o anche olio di Canola.

Ogni giorno, massaggio uno qualsiasi dei suddetti sulla zona mista, per pochi secondi. L'olio lascerà uno strato sottile, per mantenere l'umidità fuori.

Inoltre, gli oli che sono ricchi di antiossidanti, quando penetrare la pelle, fornirà le articolazioni con eccellente benefici per la salute, così come con tanto necessaria <u>lubrificazione</u>.

*6) **<u>Imbalanced corpo Ph. Vostro pH sanguigno deve essere leggermente alcalina</u>**, e se è acida, dà luogo a <u>superiore microbica attività nel vostro corpo, la privazione dell'ossigeno, quindi superiore livello di infiammazione, che si manifesta in molti modi.</u>*

Nel complesso il pH del corpo ha un effetto significativo su tutte le articolazioni, organi, tessuti, vasi sanguigni, ormoni, in breve, tutto il corpo sistemi. PH acido viene attribuita ad <u>elevato</u> consumo di zuccheri/carboidrati, <u>lo stress</u>, oli, grassi e proteine!

***<u>A Alcalinizzare quotidiano fare le seguenti</u>**: Prendere 1/2 cucchiaino di <u>bicarbonato di sodio</u> (Braccio e martello) in 1 tazza d'acqua, con 1 compressa di <u>potassio</u> (al fine di mantenere il vostro fluidi elettrolita bilanciati).*

Potrebbe essere necessario ripetere quanto sopra i 2 - 3 volte al giorno, così che il corpo continuerà ad essere leggermente alcalino: pH 7.0-7.5.

Per testare il vostro pH del corpo, semplicemente testare il pH nelle urine, come segue:

Un semplice test viene effettuato con un q-tip (rivestita di curcuma, e ha colore giallo chiaro) e viene posto sotto il flusso di urina.
Se il pH è acido, rimarrà giallo, e se è alcalina, il colore del q-tip apparirà a colori che vanno dall'arancio al colore rosso vino.

Arancio al vino rosso, sono i colori che si desidera ottenere. Se vedete giallo sul vostro q-tip, immediatamente Alcalinizzare, prendendo il bicarbonato di sodio bevanda, come descritto in precedenza.

** Per preparare il vostro Q-Tips per il test, eseguire il seguente semplice passi: In un piccolo contenitore, posto alcuni cucchiai di rubbing alcole etilico (Pharmacy).

Mescolare in: 1/2 cucchiaino di curcuma in polvere. Mescolate bene.

Immergere il 10-20 Q-Tips nella miscela.

Lasciare asciugare su un pezzo di carta. Tagliateli in 1/2, quindi si possono utilizzare entrambe le estremità per prove multiple. Avrai un rifornimento di mesi per fare i test pH quotidiana.

7) Squilibrio elettrolitico - Se non sono fluidi corporei elettrolita equilibrato, la conducibilità elettrica nelle vostre articolazioni non è ottimale. Con il risultato in meno delle seguenti operazioni:

la circolazione del sangue, ossigeno, nutrienti e l'energia.

Per bilanciare il tuoi elettroliti prendere quotidiana: Multi-minerals, e anche 1 potassio tavoletta 99 mg - 1-2 x al giorno.

8) Dieta -Dieta che consiste eccessivi zuccheri, carboidrati, junk alimenti che contengono anche malsani oli e grassi, che potrebbero essere nocivi e tossico per le articolazioni e corpo in generale.

Zuccheri alti diete in qualsiasi forma, tra cui i carboidrati, andranno ad alimentare la batteri anaerobi e lievito nel vostro corpo, moltiplicando li e aumentando il livello di microbico, che sarà risultato maggiore infiammazione e il dolore, di conseguenza l'erosione della cartilagine giunti e delle ossa.

Ridurre l'assunzione di zuccheri/carboidrati! *Nota: miele (monosaccaridi) con moderazione è molto buona. Scompone e viene assorbito più rapidamente, permettendo meno tempo per microbi di mangimi e moltiplicarsi. Miele può essere utilizzato in caffè, tè, cottura e altro ancora.

È mantenuta a temperatura ambiente, ma deve essere gestita con attenzione, utilizzando sempre utensili puliti, durante l'utilizzo, per prevenire qualsiasi contaminazione microbica.

9) Stato mentale -Se si sta verificando lo stress che è estremo, o se le vostre emozioni sono fluttuanti fuori dal controllo.
Naturalmente è individuale, e ogni persona estrema varia, secondo le loro capacità di far fronte.

Trovare modi positivi per occuparsi di esso e non lasciare che indugiare, come si è dannoso per la salute, e le articolazioni si sentiranno esso!

Lo stress converte pH corpo siliceo:

LIVELLO DI STRESS SUPERIORE = MAGGIORE CORPO ACIDITÀ.

AUMENTO DI ACIDITÀ = LIVELLO SUPERIORE MICROBICA.

LIVELLO SUPERIORE MICROBICA = AUMENTO DI INFIAMMAZIONE E IL DOLORE!

MAGGIORE RELAX = DIMINUZIONE CORPO ACIDITÀ.

UNA DIMINUZIONE DI ACIDITÀ = INFIAMMAZIONE È DIMINUITO E IL DOLORE!

ALCALINIZZARE quotidianamente! *V. clausola # 5 sopra.*

Quando il corpo pH è molto siliceo, ostacola il normale metabolismo attività, che si tradurrà in infiammazione e il dolore!

* Acidità corpo viene rilevata nel sangue e nelle urine, come pure nella saliva.

DI arresto la progressione di artrite IN YOUR articolazioni, prendere il seguente quotidiana:

1) GLS-500 -(Glucosamina solfato) o GLS-1000, 1 capsula - 2 x sehari.

Si può prendere con il cibo, se sperimentare qualsiasi disagio.
*Dare tempo di avere pieno effetto: 3-4 settimane!

2) *Boswellia* -Un erba anti-infiammatorio che è molto efficacia.
1 compressa 2 x al giorno.

3) *MSM* -(Metilsolfonilmetano) 1000 mg. - eccellente in ridurre il dolore e l'infiammazione. Prendere 1 capsula 2 x al giorno.
Per maggiore dolore e l'infiammazione, si può tranquillamente prendere 1-6 capsule 3 x al giorno, preferibilmente a stomaco vuoto.

4) *Multi-le vitamine.*

5) *Complesso B* - 1 compressa - 1-2 x al giorno, con il cibo, per aiutare lo stress combattimento.

6) *Vitamina D3* -2.000-4.000 U.i. caplets, 2 x al giorno, assunte con Omega olio di lino/olio per il massimo assorbimento. Vitamina d è un antinfiammatori steroidei. È molto utile in particolare nella concentrazione maggiore, per mantenere l'infiammazione. Mantiene sano ossa ed equilibrata della tiroide. Vitamina D3 può essere tranquillamente preso, u.i. fino a 10.000 al giorno, diviso

in due, 2 x agiorno. Miglioramento della salute e la riduzione di infiammazione, è notato immediatamente.

7) **Beta-Carotene** - 1 caplet 2 x al giorno, con il cibo. Essa aiuta a combattere l'infiammazione!

8) **Aspirina** mg 81 rivestito - anche ogni altro giorno. Prenderlo con solo cibo! è molto efficacia nel ridurre l'infiammazione.
È possibile verificare l'esito controllando il tuo sangue livello Eritrociti velocità di sedimentazione, quando prende un esame del sangue.

9) **Citrato di calcio** - Questa forma è più assorbibile. Take 1.200-1,500 mg al giorno, con vitamina C, in sinergia ulteriore assorbimento degli aiuti, per mantenere le ossa forti.

10) **Enzimi** -Prendere gli enzimi ai pasti, al fine di mantenere il sistema di digestione pulito e per ridurre l'infiammazione.

11) **Esercizio e Yoga** -Deve esercitare ogni giorno, 15-20 minuti, per mantenere le articolazioni, come pure i muscoli di ottenere rigida.

Se non, avvertirete anche scarsa mobilità.

Quando si lavora le articolazioni e muscoli, il tuo corpo segreti essenziale biochimica lubrificanti liquidi, che gradualmente aiutarti a raggiungere la mobilità ottimale.

Nota: anche se si verificano dolore, fare il più grande sforzi di esercitare. Fluidi di lubrificazione lentamente renderà più più facile da fare! Se siete in estremo dolore, si può prendere Tylenol 1/2 ora prima l'allenamento.

Yoga : Fare il yoga circa 10-15 minuti al giorno, sdraiato sul tuo Torna comodamente, vi fornirà molti benefici per la salute fisicamente, mentalmente e spiritualmente.

È possibile controllare alcuni esercizi utili in questi Web site:

http://www.ehow.com/way_5344176_top-yoga-exercises-hip-Pain.html   e

http://www.Livestrong.com/article/419696-Gentle-Exercises-Quando-mentendo-giù /

Spero che troviate le suddette informazioni molto utili.

BER SHEILA, 2012.

Dichiarazione di non responsabilità.

FREDDO - PREVENZIONE SEGNI IN ANTICIPO CONSULENZA.

Sensazione i segni della venuta freddo su? Arresto prima si ottiene il meglio di voi. Proteggetevi immediatamente, semplicemente seguendo i miei suggerimenti migliori:

Prendere:

1. Beta-carotene - 25.000 U.i. con un cucchiaio di olio di lino, o con burro, per un migliore assorbimento, in quanto è una vitamina grasso solubile. Esso è anche un anti infiammatorio.

2. Vitamina C - 4.000 2.000 mg. un giorno. 2.000 mg. am e 2.000 mg. nel tempo pm.

3. Olio di fegato di merluzzo - 2 cucchiai al giorno. Vi fornisce l'olio molti benefici per la salute: riduzione del colesterolo, il sangue diradamento, ottimizzazione del sistema nervoso, riducendo l'infiammazione,

Favoreggiamento contro la depressione, potenziamento della memoria e molto altro ancora. L'olio è molto elevato in vitamina a & d.

4. *Vitamina B-12* - *(versione migliore che è altamente assorbibili: la METILCOBALAMINA) Take 1000-2000 mcg. Quotidiana.*
Essa è una vitamina mosto per rafforzare l'immunità, per aumentare l'energia, per la depressione, sistema nervoso e molto altro ancora.

5. *Complesso B-* 1-2 capsule al giorno, per la salute generale.

6. *Colostro-* 2-3 capsule al giorno. *Questo è assolutamente un must supplemento per scongiurare un freddo e rafforzare il sistema immunitario.* Questo prodotto è naturale e si trova in ghiandole mammarie.

Colostro contiene un gran numero di anticorpi chiamati "secretiva immunoglobulina" (IgA) che aiutano a proteggere le mucose in gola, polmoni e intestini del lattante.

Quando sente portati giù, consiglia di prendere sempre Colostro, almeno per i primi 2-3 giorni di un esordio di un raffreddore.

Inoltre, una buona idea è di prendere anche <u>Tylenol</u> 325 mg. 1 compressa, 2 x al giorno, per uno o due giorni, come ha fatto effetto d'arresto su raffreddori, grazie alla sua anti infiammatoria azione.

<u>Alcalinizzare!</u> – La maggioranza di noi hanno pH acido, a causa di una dieta acide, ad alto stress tossine livello, biologiche e chimiche e altri fattori.

Per raggiungere un pH equilibrato, a solo leggermente alcalino, dobbiamo Alcalinizzare ogni giorno. PH acido (uno squilibrio) ha molte implicazioni significative negative sulla salute. La nostra difesa immunitaria si abbassa, e il risultato è il più alto livello microbica, aumentare l'infiammazione, causando malattie, tra cui il comune raffreddore.

<u>A Alcalinizzare</u>: Take ½ cucchiaino di bicarbonato di sodio in acqua 1 tazza, mescolare bene e bere insieme a 1 compressa di potassio mg 99. potassio è necessaria al fine

di mantenere i fluidi elettrolita bilanciati, nonché di mantenere la pressione sanguigna normale livello.

* Stare lontano da cibo spazzatura.

**Assunzione di zucchero Reduce!* Se preso eccessivamente, sperimenteranno: glicemia 1) frequenti fluttuazioni, crescita eccessiva 2) microbica, con conseguente più elevato livello di corpo infiammazione. 3) più lenta guarigione. 4) Inquietudine.

* astenersi dal consumo di carne rossa, come pone un onere sul sistema immunitario, a causa di tempo più lungo di digestione.

* Mangiare pesce o pollo, come questi forniscono ulteriori benefici per la salute e sono anti-infiammatorio. Essi aiutare a guarire più velocemente.

**Sbarazzarsi di catarro*, prendere Turmeric in polvere. Eliminerà i polmoni, abbastanza velocemente. Prendere 1 cucchiaio in 1 tazza di acqua, bollita mescolare bene, raffreddare e bere 1/3-3 x al giorno, finché non si sente meglio! Bere prima o dopo l'assunzione di cibo. Esso funziona!

*Bere il brodo di pollo, quello vero! Pacchetti commerciali non forniscono gli stessi vantaggi.
Se non avete il brodo di pollo, mangiare carne di pollo in qualsiasi modulo che ti piace, preferibilmente non fritto.
Può essere in un involucro, un panino o su una propria.*

mantenere il vostro estremità del corpo (testa e piedi) caldo, come sono più sensibili alle variazioni di temperatura, che possono influenzare il freddo.

Augurandovi un recupero rapido.

BER SHEILA, 2012.

Dichiarazione di non responsabilità

SHEILA BER BIOGRAFIA 2012.

Professionalmente:

Io sono un **Chimico Microbiological tecnologo**, *attualmente lavora come* **consulente naturopatica**.
Ho lavorato in microbiologia e la chimica, per circa 12 anni, nelle industrie farmaceutiche, cosmetici e profumeria.

Ho iniziato come un analista microbiologici chimico. Ho eseguito: analisi chimiche e microbiologiche di materie prime, prodotti finiti, varietà di materiali da imballaggio e la loro compatibilità con diversi tipi di prodotti finiti.

Analisi chimiche prove sono state effettuate con strumenti tecnologicamente avanzati fino ad oggi, come spettrofotometri e altri apparecchi.

Esami microbiologici, tra cui l'incubazione di campioni e studi microscopici di una varietà di batteri, lieviti e funghi.

Sono stato anche coinvolto nella ricerca e sviluppo e in formulazioni di grande varietà di prodotti.

Ho realizzato molte formulazioni e modificato alcune quando richiesto.

Ho avanzato diversi anni dopo, una posizione più elevata con il titolo del gestore di controllo della qualità.

Il mio lavoro incluso:
1) Controllo della qualità delle materie prime, prodotti finiti, imballaggio.

2) Mi è stato responsabile per la gestione e il supporto del personale di laboratorio.

3) Inoltre, ho portato le ispezioni sugli impianti di piano di produzione, le attrezzature, compreso il sistema di ventilazione e altri sistemi. Segnalazione mensile sulle risultanze, mio raccomandazioni e l'implementazione di azioni correttive necessarie.

4) Comunicazione con Health Canada, in particolare per ottenere le approvazioni per nuovi prodotti e nuovi brevetti. Fornendo loro documentazione e informazioni MSDS delle materie prime coinvolte, in tutte le formulazioni.

Tremendamente ho goduto tutti i doveri di cui sopra.

Esso è tecnicamente molto lavoro coinvolto, molto interessante e stimolante.

Personalmente:

In generale, sono piuttosto convenzionale, se come invecchiando, a diventare un po' più convenzionale. Piacciono le cose semplici dritto, semplice!
Mi piace aiutare la gente. Provo a vedere le cose, situazioni, da prospettive diverse.

Ho astenersi dal giudicare gli altri, ma c'è da sapere tutti i fatti e le ragioni per il loro comportamento particolare, pensieri e azioni, prima di formare qualsiasi opinione.
Prendo tutto con un pizzico di sale, sempre soggiorno attento e prudente.

La vita ha i suoi alti e bassi, ma cerco sempre di rimanere a galla. Cercando è la parola chiave!

Spesso controllare le mie aspettative e li possono abbassare a volte, per mantenere le cose in prospettiva.

All'età di 20 anni, ho completato 2 anni di servizio nell'esercito, riempiendo la posizione del sergente. Esso è stato sicuramente, un'esperienza di vita significativa per me.

Ho due cresciuti i figli. Io li amo molto caro!
Piace essere una madre premurosa, non perfetta, con sempre margini di miglioramento.

ISTRUZIONE:

Ho si è laureato con **lode in scienze,** *e con* **distinzione nella fisica.**

Seneca College
Tecnologia chimico microbiologico

Scuola tecnica
Redazione di architettura meccanica

Scuola di contabilità
Contabilità generale

OCCUPAZIONE:

Attualmente sto lavorando come consulente naturopata.

STORIA DELL'OCCUPAZIONE:
Toronto - azienda di commercio della droga
Tecnologo chimico microbiologico

FABERGE - Toronto
Controllo qualità / laboratorio Manager

REVLON - Toronto
Controllo qualità / laboratorio Manager

ACCENTURE Business per utilità - Toronto
Contabilità/amministrazione

Io Vissuto in:
1) Toronto, Canada,
2) Argentina.

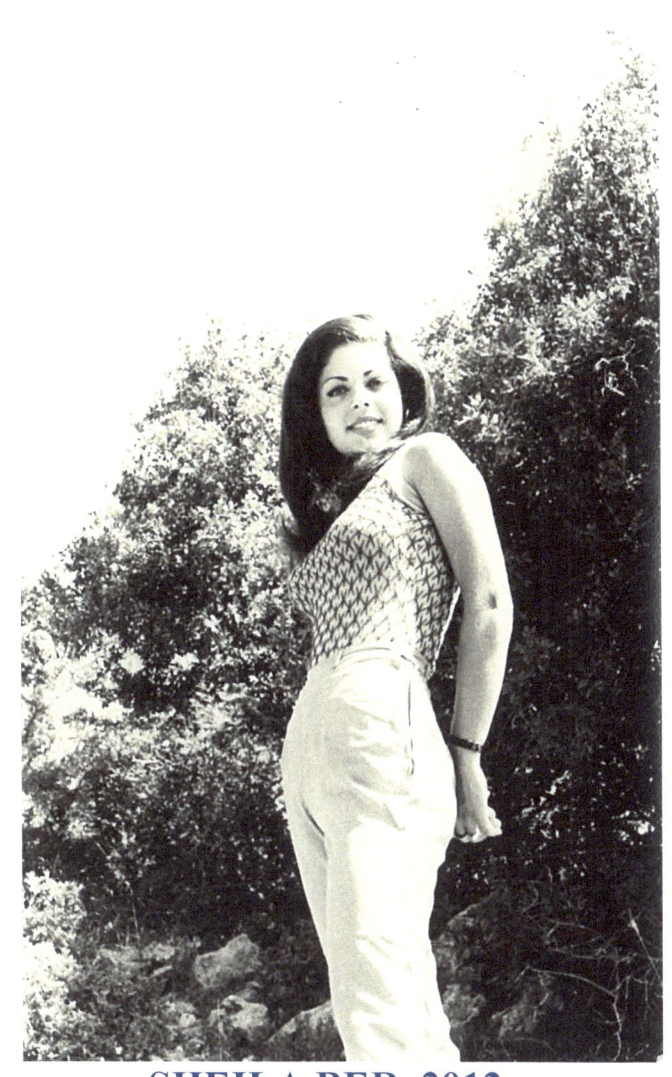

SHEILA BER, 2012.
(SHULLA)

Dichiarazione di non responsabilità.

ALKALIZE e SURVIVE!

www.ingramcontent.com/pod-product-compliance
Lightning Source LLC
Chambersburg PA
CBHW040307010626
45792CB00025B/1154